Sitzungsberichte
der Akademie der Wissenschaften
der DDR
Mathematik – Naturwissenschaften – Technik

10 N

1979

Moritz Mebel

Möglichkeiten und Grenzen der Transplantation lebenswichtiger Organe

AKADEMIE-VERLAG · BERLIN

Sitzungsberichte
der Akademie der Wissenschaften
der DDR
Mathematik — Naturwissenschaften — Technik

Jahrgang 1979 · Nr. 10/N

Moritz Mebel

Möglichkeiten und Grenzen der Transplantation lebenswichtiger Organe

AKADEMIE-VERLAG · BERLIN
1979

Vortrag von Moritz Mebel,
Ordentliches Mitglied
der Akademie der Wissenschaften der DDR,
gehalten vor dem Plenum der Akademie am 15. Februar 1979

Herausgegeben im Auftrage
des Präsidenten der Akademie
der Wissenschaften der DDR
von Vizepräsident Prof. Dr. Heinrich Scheel

Erschienen im Akademie-Verlag, 108 Berlin, Leipziger Straße 3–4

Lizenznummer: 202 · 100/195/79
Gesamtherstellung: VEB Druckhaus Köthen
Bestellnummer: 762 760 1 (2010/79/10/N) · LSV 2115
Printed in GDR
DDR 4,– M

Es ist eine faszinierende Vorstellung, die Generationen seit Jahrhunderten bewegt, erkrankte lebenswichtige Organe durch gesunde zu ersetzen, um den Menschen wenn nicht unsterblich, so doch einige hundert Jahre gesund und möglichst jung zu erhalten.

Erfolgreiche Organtransplantationen im letzten Jahrzehnt — insbesondere die erste geglückte klinische Herztransplantation durch Dr. BARNARD am 3. Dezember 1967 — schien diesen uralten Traum der Menschheit in greifbare Nähe gerückt zu haben.

Die Alternsforschung, die in jüngster Zeit bis auf die molekulare Ebene vorgedrungen ist, konzentriert ihre Aufmerksamkeit besonders auf die zytogenetischen Untersuchungen, auf die Alternsveränderungen des Chromosomenapparates der Zellen, der Funktion der Zellmembran und ihrer einzelnen Organellen u. a. m. Es geht um die Aufdeckung fundamentaler Mechanismen des Alterns.

Das Altern des Gesamtorganismus ist nicht einfach die Summe des Alterns einer einzelnen Zelle.

„Das dialektische Wesen des Alterns zeigt sich in seinem ihm innewohnenden widersprüchlichen Charakter, im untrennbaren Zusammenhang zwischen dem Prozeß des individuellen Alterns und der historischen Entwicklung zwischen Leben und Tod". (V. V. FROLKIS) [9].

In die allgemeinen Gesetzmäßigkeiten des menschlichen Organismus ordnet sich auch die Transplantation von lebenswichtigen Organen ein. Bei diesen Eingriffen kann es sich immer nur um den Ersatz funktionsuntüchtiger Organe handeln. In den erkrankten Körper implantiert, trägt das Transplantat zur Genesung und unter Umständen zur Verlängerung der Lebenserwartung bei, unterliegt jedoch den biologischen Gesetzmäßigkeiten des Organismus als Ganzes, d. h. auch dem Alternsprozeß, der sich beim entsprechenden Individuum vollzieht.

Lassen Sie mich das Gesagte mit einem Beispiel aus unserer klinischen Praxis belegen.[1]

[1] Der Vortragende ist Direktor der Urologischen Klinik und Poliklinik im Krankenhaus Berlin-Friedrichshain und der Abteilung für experimentelle Organtransplantation des Lehrstuhls für Urologie der Humboldt-Universität.

Die Niere eines 5jährigen tödlich verunglückten Kindes wurde einem 35jährigen Mann, dessen eigene Nieren nicht mehr funktionierten, überpflanzt. Nach 4 Wochen übernahm das Transplantat voll und ganz die Funktion der irreversibel ausgefallenen erwachsenen Nieren. Interessanterweise hatte die transplantierte Niere in den 4 Wochen auch erheblich an Größe zugenommen. Ein komplizierter Prozeß der Adaptation und des Wachstums, aber damit auch des Alterns, hatte sich äußerst schnell vollzogen.

Wir arbeiten zur Zeit in unserer Forschungsabteilung am Problem der Adaptation von Nieren Neugeborener an die Bedingungen im erwachsenen Organismus im Tierexperiment — eine Fragestellung, die bei der begrenzten Zahl der Spender für die klinische Nierentransplantation nicht unbedeutend ist.

Als 1906 durch Carrell, Gutheine und Stich das Problem der Wiedervereinigung durchtrennter Blutgefäße mittels einer fortlaufenden Gefäßnaht gelöst wurde — eine Entdeckung, die revolutionierend auf die gesamte Chirurgie wirkte, — da glaubte man, daß die Überpflanzung von Organen in greifbare Nähe gerückt sei; konnte doch nunmehr das Spenderorgan mit dem Gefäßsystem des Empfängers anastomosiert und die lebenswichtige Organdurchblutung wiederhergestellt werden.

Die Entdeckung von Carrell führte zu einer Vielzahl von tierexperimentellen Organtransplantationen und vereinzelt auch bei hoffnungslos erkranten Patienten, jedoch zeigten alle überpflanzten Organe das gleiche Phänomen: nach äußerst kurzer Zeit, wenn überhaupt, stellte das Transplantat im Empfängerorganismus seine Funktion ein und starb ab.

Fast 4 Jahrzehnte vergingen, bis 1944 Medavar eindeutig den Nachweis erbringen konnte, daß für die Fehlschläge der Transplantation zwischen den Spezies immunologische Vorgänge verantwortlich sind.

Der menschliche Organismus wird ständig mit Milliarden von Mikroorganismen aus der Um- und Inwelt konfrontiert. Man rechnet durchschnittlich mit etwa 10 000 pathogenen Keimen pro Quadratzentimeter Körperoberfläche. Trotz ihrer großen Zahl und ständigen Anwesenheit werden diese krankheitserregenden Mikroorganismen durch die körpereigenen Mechanismen der Immunität meistens nicht wirksam.

Unser Korrespondierendes Mitglied G. Pasternak [22], hat in einem vor kurzem hier im Plenum gehaltenen Vortrag das Immunsystem des menschlichen Organismus eindrucksvoll dargestellt. Er führte unter anderem aus, daß etwa 2×10^{12} Zellen des menschlichen Körpers Lymphozyten unterschiedlicher Art sind. Sie bilden insgesamt das Immunsystem. Es hat die Funktion, die von außen in den Organismus eingedrungenen Infektionskeime und Fremdstoffe zu erkennen, gegen sie zu reagieren und im Verlaufe der Abwehrreaktion unschädlich zu machen oder zu eliminieren.

Gäbe es diese Reaktion nicht, so würde der Mensch jeder Infektion erliegen.

Dieses für den Organismus so außerordentlich nützliche Abwehrsystem, das sich im Laufe der evolutionären Entwicklung herausgebildet hat, stellt jedoch für die

Organtransplantation die größte Hürde dar. Das körperfremde Organ wird vom Empfängerorganismus als solches erkannt und löst in ihm eine spezifische immunologische Reaktion aus, die zur Abstoßung des Transplantates führt. Der Organismus bewahrt seine individuelle Integrität.

Es konnte gezeigt werden (Abb. 1), daß die Spenderniere — körperfremdes Antigen — die in den lymphatischen Organen des Empfängerorganismus wie Milz und Lymphknoten enthaltenen T- und B-Zellen aktiviert. Beide Zellkompartimente nehmen ihren Ursprung in den multipotenten Stammzellen im Knochenmark.

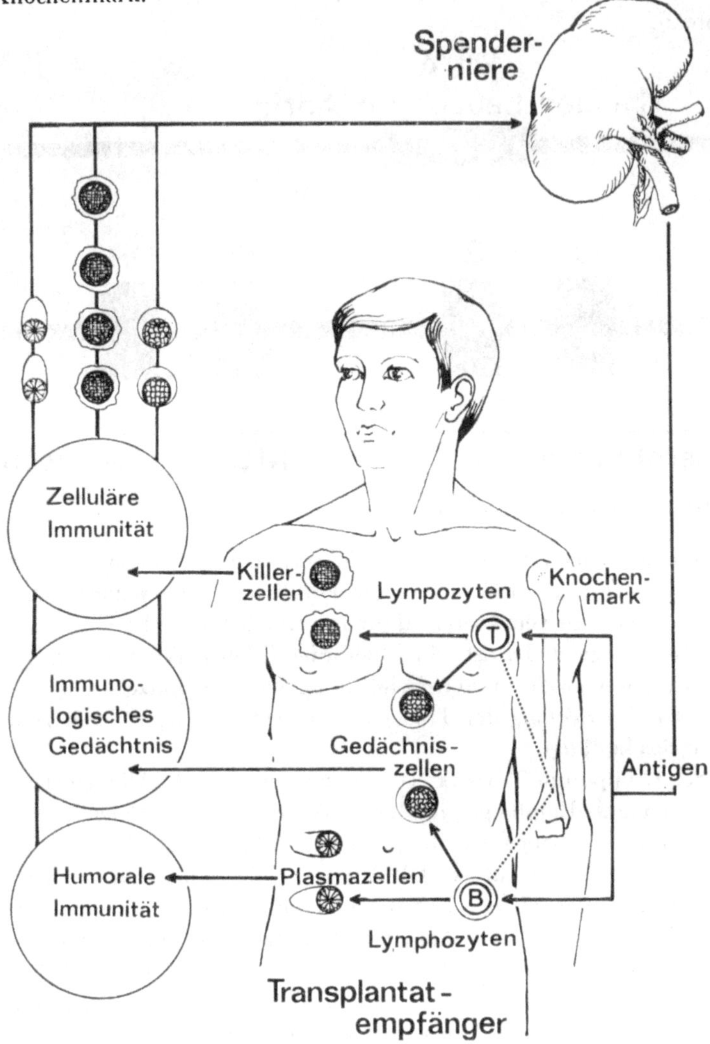

Abb. 1 Schematische Darstellung des Abwehrprozesses

In der Abstoßungsreaktion spielen die T-Zellen, die sich in Killerzellen transformieren, eine zentrale Rolle. Sie wandern an den Ort der Antigenlokalisation — in unserem Fall die Niere — und lösen hier eine zelluläre Reaktion aus [1].

Die B-Zellen produzieren Antikörper; diese können mit dem Antigen außerhalb der Zelle reagieren, wobei die Reaktion für die Abstoßung untergeordnete Bedeutung hat.

Die grundlegende Regel der Transplantationsimmunologie besteht darin, daß das Individuum gegen die Transplantationsantigene reagiert, welche ihm selbst fehlen. Die Transplantationsantigene sind genetisch determiniert durch das Chromosom 6 [19] (Abb. 2).

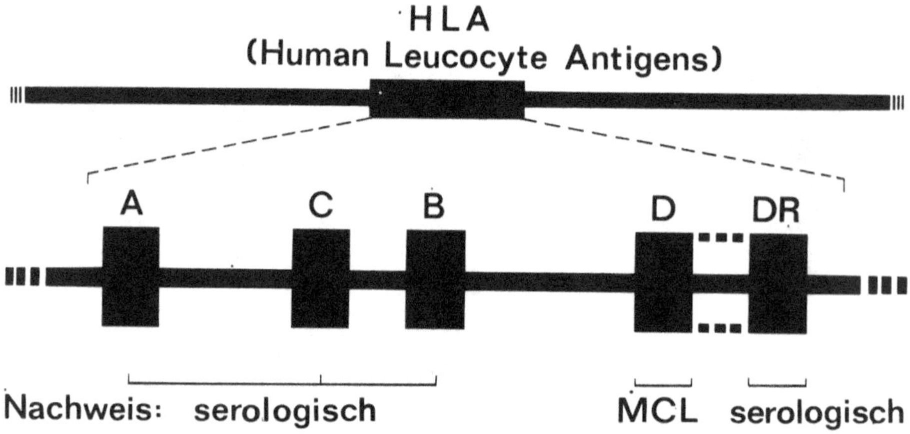

Abb. 2 Die HLA-Region auf dem Chromosom 6

Ohne auf Einzelheiten eingehen zu können, die auch meine Kompetenz weit übersteigen würden, muß gesagt werden, daß die Forschungen der letzten Jahrzehnte gezeigt haben, daß die Gewebsübereinstimmung an das HL-A(Human-Leucocyte-Antigen)-System gebunden ist; ein außerordentliches polymorphes genetisches System, welches mit großer Wahrscheinlichkeit nur die Spitze eines Eisberges darstellt. In der Entwicklung der Transplantationsimmunologie der letzten $1^1/_2$ Jahre finden wir das bestätigt.

So konnte von der Gruppe um Terasaki gezeigt werden, daß die Übereinstimmung zwischen Spender und Empfänger im Locus D bzw. DR (D-related) einen markanten Einfluß auf die Überlebensrate der Nierentransplantate ausübt.

Es gibt viele Anzeichen dafür, daß die DR-Antigene, die serologisch ermittelt werden, eine direkte Parallelität mit den D-Antigenen aufweisen, die nur mit dem zytologischen MLC-Test (gemischte Lymphozytenkultur) bestimmt werden können [25]. Während der serologische Test nur 2—3 Stunden benötigt, nimmt der MLC-Test mindestens 3 × 24 Stunden in Anspruch — eine Zeitspanne, die viel zu lang ist, um mit den derzeitigen Konservierungsverfahren die Vitalität einer Spenderniere zu erhalten.

Es hat den Anschein, daß die Entdeckung der DR-Antigene und ihr Verhältnis zu den D-Antigenen einen wesentlichen Durchbruch in der Gewebstypisierung und somit für den Erfolg der klinischen Nierentransplantation verspricht.

Jedoch vor 25 Jahren, als MURRAY und MERRILL 1954 ihre erste erfolgreiche klinische Nierentransplantation durchführten, wußte man nur wenig über die Gewebstypisierung, doch waren die Gefahren der Abstoßungsreaktion und ihre Ursachen bereits geklärt. Sie versuchte man zu umgehen. Das war aber nur bei einer deckungsgleichen Gewebsübereinstimmung möglich, so wie sie bei eineiigen Zwillingen existiert, bei denen die erblich determinierten Transplantationsantigene identisch sind.

Selbstverständlich konnte diese Art der Nierenüberpflanzung nur eine Ausnahme sein, denn wieviel eineiige Zwillinge gibt es schon, von denen der eine sich im Terminalstadium der Niereninsuffizienz befindet. Folglich mußte man die Transplantation zwischen zwei Individuen durchführen können, deren Transplantationsantigene nicht identisch waren [18]. Bei dieser Konstellation kann das Transplantat nur durch Unterdrückung der Abwehr des Rezipienten vor der Abstoßung bewahrt werden.

Man unterscheidet folgende Transplantationsarten [17]:

Autotransplantation	— der Spender ist gleichzeitig der Empfänger
Isotransplantation	— Spender und Empfänger besitzen die gleiche Antigenstruktur
Allotransplantation	— Spender und Empfänger entstammen der gleichen Art
Xenotransplantation	— Spender und Empfänger sind artfremd.

Bei vielen wissenschaftlichen Untersuchungen ist zur Klärung der Probleme ein geeignetes Modell von großer Bedeutung. Sowohl im Tierexperiment als auch in der Klinik bot die Nierenüberpflanzung nicht zu übersehende Vorteile [15]:

- Die Niere ist ein paariges Organ, so daß die Spende von einem Menschen angenommen werden konnte, ohne seine Gesundheit wesentlich zu beeinträchtigen.
- Eine extrakorporale Maschine, die sog. künstliche Niere, stand zur Verfügung, die die lebenswichtigsten Nierenfunktionen übernehmen konnte, so daß der Empfänger auch bei vollständigem Versagen der eigenen Nieren ohne Überstürzung auf die Transplantation vorbereitet werden konnte.
- Ein weiterer wichtiger Aspekt: die „künstliche Niere“ konnte die Zeit überbrücken, bis die transplantierte Niere wieder funktionsfähig war. Mitunter braucht ein überpflanztes Organ dazu Wochen. Auch bedeutete ein Transplantatversagen nicht den Tod des Empfängers; sein Leben konnte mit der künstlichen Niere erhalten werden.

Zum Zeitpunkt dieses Erkenntnisstandes (1962) begannen wir uns mit Fragen der Nierentransplantation zu befassen. Folgende Probleme wurden im Tierexperiment in Angriff genommen:

1. Übernahme der international üblichen tierexperimentellen Operationstechnik, die im Laufe der Zeit in eine originelle Methode ohne Eröffnung der Bauchhöhle umgewandelt wurde. Sie kam den klinischen Bedingungen näher.
2. Untersuchungen zur Feststellung von optimalen Toleranzen zwischen warmer Ischämiezeit (WIZ = Zeitspanne zwischen Unterbrechung der Organdurchblutung und seiner Unterkühlung auf 6°—10 °C) und kalter Ischämiezeit (KIZ = Zeitspanne von der Unterkühlung bis zur Wiederdurchblutung im Organismus der Niere).
3. Kurzzeitige Nierenkonservierung durch Fallstromperfusion und Kaltlagerung.
4. Allogene Nierentransplantation unter Bedingungen der Immunsuppression.
5. Vorbereitungen zur klinischen Nierentransplantation in Kooperation mit der II. Med. Klinik der Charité (Direktor: Prof. Dutz), dem Zentralinstitut für Blutspendewesen (Direktor: Dr. Fünfhausen) und dem Institut für Gerichtsmedizin (Direktor: Prof. Prokop) der Humboldt-Universität.

Im Ergebnis dieser experimentellen und organisatorischen Arbeiten konnten im Februar 1967 die ersten erfolgreichen klinischen allogenen Nierenüberpflanzungen in der DDR durchgeführt werden.

In ganz Europa, vorwiegend in England und Frankeich, zählte man zu diesem Zeitpunkt etwa 200 allogene Nierenübertragungen. Wir setzten in den darauffolgenden 2 Jahren unsere Operationen mit wechselhaftem Erfolg fort.

Es gab zu dieser Zeit beispielsweise weder feststehende Schemata der immunsuppressiven Behandlung, der Abstoßungsdiagnostik, noch konnte die Spenderniere länger als 4—5 Stunden konserviert werden.

Die erreichte Breite der experimentellen und klinischen Untersuchungen in Zusammenhang mit der Nierentransplantation Ende der sechziger Jahre machte eine thematische Konzentration erforderlich. Wir widmeten uns vowiegend 3 Themenkomplexen, die klinisch und experimentell primär in unserer Einrichtung, jedoch immer in enger Kooperation mit anderen Institutionen, bearbeitet wurden:

1. Hypotherme Nierenkonservierung
2. Diagnostik der Abstoßungsreaktion
3. Optimierung der immunsuppressiven Therapie.

Zum 1. Komplex:

Im Vordergrund standen Fragen der warmen Ischämietoleranz von Leichenspendernieren. Bedeutend war dieses Problem für die Erhaltung der Vitalität der Spenderniere im Zusammenhang mit der anschließenden hypothermen Unterkühlung und Lagerung. Es mußte eine ausreichende Zeitspanne gewonnen werden, um einen geeigneten Empfänger für die Operation vorzubereiten. Die ersten Untersuchungen wurden bei uns 1965 am Transplantationsmodell des Hundes durchgeführt.

Tabelle 1 zeigt die Ergebnisse von 66 Nierenallotransplantationen bei nicht immunsuppressiv behandelten Hunden. Zur Beurteilung des Transplantationsergebnisses wurden spezielle Tests eingesetzt.

Tabelle 1
Ergebnisse von 66 Nierenallotransplantationen im Tierexperiment
Experimentelle Untersuchungen zum Einfluß der warmen Ischämiezeit (WIZ) auf die Transplantatfunktion beim Hund ohne Immunsuppression —1965—

Spezielle Untersuchungsmethoden		Harnenzymausscheidung (LAP) fermenthistochemische und elektronenmikroskopische Untersuchungen ING Angiographie und Szintigraphie	
Gr. I N = 40	normale Nierentransplantatfunktion	normale Überlebenszeiten > 14 Tage	4—15 min WIZ
Gr. II N = 18	eingeschränkte Nierentransplantatfunktion	reduzierte Überlebenszeiten 10 Tage	1—2 Std. WIZ
Gr. III N = 8	irreversibles Nierentransplantatversagen	Tod an Urämie am 3.—5. Tag	4—6 Std. WIZ

Die beste Funktion wiesen die Nierentransplantate der Versuchsreihe I auf, deren warme Ischämiezeiten zwischen 4—15 min lagen. Diese Tiere lebten 14 und mehr Tage.

Bei einer warmen Ischämiezeit der Transplantate zwischen 1—2 Stunden (Gruppe II) waren außer einer signifikanten Verschlechterung der postoperativen Nierenfunktion auch die Überlebenszeiten auf durchschnittlich 10 Tage reduziert. Betrug die warme Ischämiezeit 4—6 Stunden (Gruppe III), so trat in allen Fällen ein irreversibles Nierenversagen ein und die Tiere verstarben kurz nach dem Eingriff in der Urämie.

Die von uns ermittelten tolerierbaren warmen Ischämiezeiten der Nierentransplantate von 4 bis 15 min, die eine normale Nierentransplantatfunktion und normale Überlebenszeiten der Hunde ergeben hatten, sind heute allgemein international anerkannte Grenzwerte für den klinischen Organaustausch.

Die Nierenkonservierung wird durch eine extrakorporale kurzzeitige Durchspülung der renalen Blutgefäße mit einer niedermolekularen hypothermen Elektrolytlösung von 4°—6 °C eingeleitet. Durch diese einfache Maßnahme gelingt es, das inhärente Blut zu entfernen und die Organkühlung zu starten. Es war üblich, den initialen Spülvorgang nach dem Fallstromprinzip durchzuführen, dabei fließt die kalte Lösung aus einer graduierten Flasche, die 120—150 cm oberhalb der Niere angebracht ist, über einen Silikongummischlauch zur Nierenarterie. Während der Perfusion lagert die Niere in einem isotonen Kältebad von ebenfalls 4°—6 °C, so daß der venöse Perfusatstrom unter annähernd atmosphärischen Druckbedingungen in die Badflüssigkeit gelangt. Auf diese Weise wird in der gekühlten Niere eine gleichförmige Strömung erzeugt. In Modellversuchen an Hundenieren konnten wir jedoch auf Grund hydrodynamischer, angiographischer, biochemischer und histologischer Untersuchungen feststellen, daß eine pulsatile Strömung die meist konstriktorische Gefäßperipherie der gekühlten isolierten Niere bei vergleichbarem Druck homogener durchströmt. Diese Art der Perfusion ist für das Nierenparenchym weniger schädigend als ein kontinuierlicher Fluß. Der renale Gefäßwiderstand erwies sich bei der pulsatilen Durchströmung signifikant geringer, auch waren biochemische und histologische Schädigungszeichen wie erhöhte Enzymaktivität, Kalium-, Natriumausscheidung im Harnleiterausfluß, degenerative Glomerulus- und Tubulusveränderungen gegenüber der gleichförmigen Fallstromperfusion minimal; nach Autotransplantation pulsatil durchströmter Nieren ergaben sich entsprechend bessere Nierenfunktionswerte.

Um die Vorteile einer initialen pulsatilen Perfusion klinisch nutzbar zu machen, wurde in unserer Abteilung ein Gerät zur Erzeugung eines „pulsierenden" Fallstroms entwickelt (Abb. 3). Dem äußerst einfachen Gerät liegt folgendes Prinzip zugrunde: Der Rotationsablauf einer Exzenterscheibe (E), deren Radien man aus den senkrechten Abszissenabständen einer typischen Pulskurve der Arteria renalis berechnet, wird auf ein Hebelsystem (H_1 und H_2) übertragen, so daß der Perfusatstrom im ableitenden Schlauch in unterschiedlicher Weise rhythmisch eingeengt wird. Die mit diesem Gerät erzeugten Schwingungen entsprechen der Pulskurve in der Nierenarterie. Der Pulsgeber befindet sich seit einigen Jahren im klinischen Einsatz in den Zentren unserer Republik, in unseren befreundeten sozialistischen Ländern, sowie in einigen anderen Staaten.

Das naheliegende Ziel der Nierenkonservierung besteht darin, das Spenderorgan für eine Zeitdauer vital zu erhalten, die für eine optimale Spender-Empfängerauswahl notwendig ist. Die Unterbrechung der Blutzufuhr bzw. Herzstillstand sind zuerst am Verlust des Hauptenergieträgers der Zelle, des Adenosintriphosphates (ATP), meßbar. Innerhalb weniger Minuten (2—5 min) werden 80% des ATP abgebaut. Dieser Prozeß des Abbaues der Adeninnukleotide wird durch eine Unterkühlung der Niere verlangsamt. Der Stoffwechsel verringert sich unter hypothermen Bedingungen (6 °C) auf etwa 10% des 37 °C-Wertes. Es existieren 2 unterschiedliche Methoden der hypothermen Konservierung: die einfache Kältelagerung nach initialer Blutfreispülung mit einer elektrolythaltigen Lösung und die maschinelle Dauerperfusion der Niere mit gekühltem kryopräzipitiertem Plasma oder speziellen Albuminlösungen [4]. Die erste Methode erlaubt eine Aufbewahrung der Niere bis zu 24 Stunden im Kühlcontainer ohne Verlust der Vitalität. Die hypotherme maschinelle Dauerperfusion verlängert die Konservierungszeit bis zu 48 und mehr Stunden [3].

Bei der hypothermen Lagerung werden der Niere weder Substrate noch Sauerstoff zugeführt. Es erfolgt eine Verstoffwechselung der endogenen Substrate.

Eigene experimentelle Untersuchungen in Zusammenarbeit mit Prof. Rapoport (Biochemisches Institut der Humboldt-Univ.) haben gezeigt, daß die Niere unter den hypothermen Bedingungen die Fettsäure n-Caprylsäure verstoffwechselt, während für Glukose kein Verbrauch nachweisbar war.

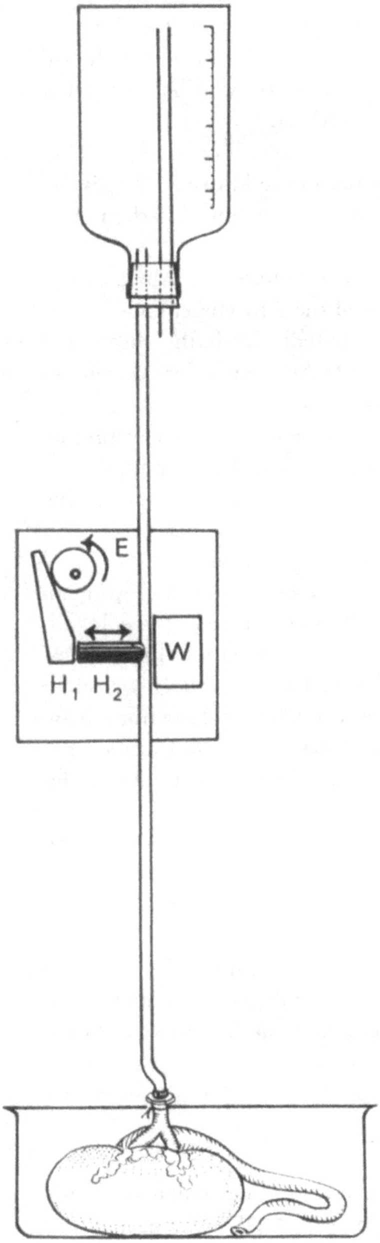

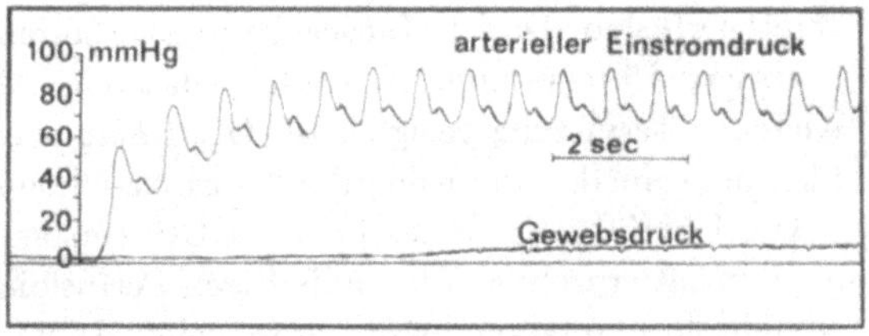

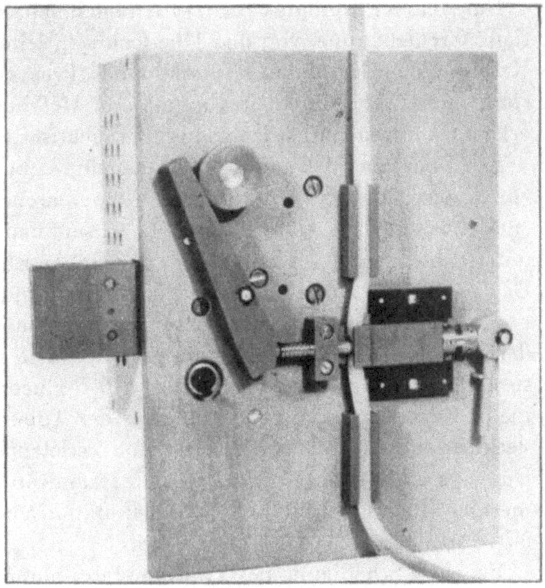

E	Exenterscheibe
H_1 H_2	Hebelsystem
W	Widerlager

Abb. 3 Gerät zur initialen pulsatilen Fallstromperfusion

Gleiche Stoffwechselbedingungen bestehen bei der hypothermen maschinellen Dauerperfusion. Dieses Konservierungsverfahren erfordert ein spezielles Perfusat.

Unsere Untersuchungen zeigten, daß ein Albumin-Na-Oktanoat-Gemisch zur Nierenkonservierung geeignet ist. Der Energiebedarf der Niere wird bei der pulsatilen maschinellen Perfusion durch das Na-Oktanoat gesichert.

Die Überführung dieser in der DDR versuchsweise hergestellten und im Tierexperiment erprobten albuminhaltigen Perfusionslösung in die klinische Praxis der Nierentransplantation würde kostspielige Importe aus dem kapitalistischen Ausland ersparen.

Ein weiterer Komplex unserer Arbeit beinhaltet die Diagnose der Abwehrreaktion. Wir ließen uns von den Überlegungen leiten, daß die Abwehrreaktion — die Krise — den Kulminationspunkt eines Prozesses darstellt. Deshalb waren und sind wir bestrebt, durch ein Gamma von Methoden erste Anzeichen der Abwehr zu erkennen, um möglichst frühzeitig therapeutisch reagieren zu können.

Es ist bekannt, daß sowohl die Mangeldurchblutung als auch die Abwehrreaktion zur hypoxischen Schädigung des Nierenparenchyms führen. Ein empfindlicher Indikator sind die Harnenzyme. In Zusammenarbeit mit Prof. Haschen (Halle) untersuchten wir im Tierexperiment eine Anzahl Harnenzyme, wobei besonderes Gewicht auf die Kontinuität der Enzymbestimmungen gelegt wurde.

Für die klinische Praxis erwiesen sich die Alanin-Amino-peptidase (AAP), die an der Oberfläche im Bürstensaum der proximalen Tubuluszellen der Niere lokalisiert ist, und die lysosomale N-acetyl-β-D-glucosaminidase als empfindliche Parameter für die hypoxische Schädigung der Tubuli. Beide Enzyme zeigen bei einer vermehrten Ausscheidung im Urin eine Verletzung der tubulären Zellmembrane an. Das Lysozym dagegen wird als niedermolekulares Eiweiß (14 500 Dalton) glomerulär filtriert, bei intakter Tubulusfunktion vollständig rückresorbiert und in der Niere abgebaut.

Bei einer Schädigung des Transplantates kommt es frühzeitig zu einer deutlichen Erhöhung der Enzymausscheidung im Urin. Eine Zunahme der hochmolekularen Proteinurie (Albumin — 68 000 D, IgG — 160 000 D, IgA — n $\times$ 160 000 D) zeigt den Schweregrad der Schädigung.

In einer schematischen Darstellung (Abb. 4) ist die Ausscheidung der Enzyme und Proteine im Urin in Abhängigkeit von den pathophysiologischen Veränderungen des glomerulären und tubulären Apparates der Niere nach Transplantation wiedergegeben.

Es handelt sich um 4 typische Zustände, die für die klinische Praxis von großer Bedeutung sind.

I. Primär funktionsloses Transplantat

Die Verminderung der tubulären Zellzahl führt zu einer subnormalen Ausscheidung tubulärer Enzyme, z. B. der Alaninaminopeptidase (AAP). Das glomerulär filtierte Lysozym kann nicht reabsorbiert werden und wird in hoher Konzentration ausgeschieden. Die durch die glomeruläre Degeneration vermehrt filtrierten Serumproteine erscheinen in relativ hoher Konzentration im Endharn.

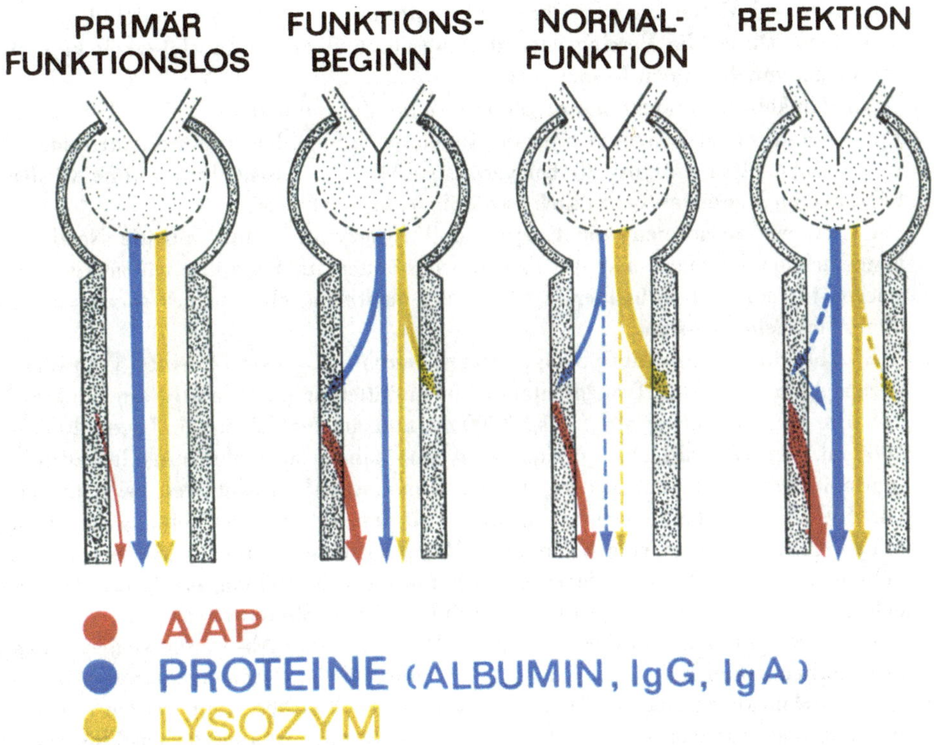

Abb. 4 Schematische Darstellung der Enzym- und Proteinausscheidung im Urin

II. Funktionsaufnahme des Transplantats

Infolge der Schädigung des Transplantats durch die warme und kalte Ischämie kommt es zu einer vermehrten Ausscheidung der tubulären AAP. Lysozym und Serumproteine werden zunehmend reabsorbiert, ihre Konzentration im Endharn fällt ständig ab.

III. Normal funktionierendes Transplantat

Die Exkretion tubulärer Enzyme ist Ausdruck der normalen Zellmauserung. Lysozym wird fast vollständig tubulär reabsorbiert und in der Niere metabolisiert. Die Filtration der Serumproteine vermindert sich auf Normalwerte, ihre Ausscheidung im Urin geht bis auf Spuren zurück.

IV. Rejektion

Die Minderdurchblutung bei der Rejektion führt zur Erhöhung der Permeabilität der tubulären Zellmembranen und damit zur vermehrten Ausscheidung von

Enzymen und Proteinen bzw. ihren Abbauprodukten, z. B. Immunglobulinspaltprodukten. Durch die Verringerung der tubulären Reabsorptionsfähigkeit kommt es zu einer zunehmenden Lysozymurie.

Natriumkonzentrationen unter 50 mval/l im Zusammenhang mit hoher Lysozym- und Enzymurie deuten auf eine Rejektion hin, während hohe Natriumkonzentrationen (über 100 mval/l) bei vermehrter Enzymausscheidung immer wieder beim akuten Nierenversagen durch Ischämie beobachtet werden.

Fassen wir zusammen: die Enzym- und Lysozymurie, die fallende Natriumkonzentration im Harn und die Proteinurie können im Komplex frühzeitige Anzeichen für eine sich anbahnende Abstoßung darstellen, ohne jedoch spezifisch für dieses Geschehen zu sein.

In Abbildung 5 sind die postoperativen Nierenfunktionswerte eines Transplantierten dargestellt. Das Transplantat nahm unmittelbar postoperativ die Funktion auf. Die Diurese betrug am 1. Tag 3000 ml und an den folgenden Tagen 2000—4000 ml. Der Serumkreatininverlauf zeigt eine nahezu normale Transplantatfunktionsaufnahme. Der Anstieg der AAP-Ausscheidung auf 90 Einheiten bei verzögertem Lysozymabfall und gleichzeitigem Abfall der Natriumausscheidung im Harn unter 50 mval/l ließen eine beginnende Rejektionskrise vermuten. Sie wurde mit hohen Dosen eines Nebennierensteroids-Prednison (3 × 300 mg) erfolgreich behandelt. Der weitere Verlauf zeigt die Reversibilität der Veränderungen.

Eine wertvolle Hilfe in der schwierigen Diagnose einer Abstoßung stellen neben den biochemischen Kriterien bestimmte immunologische Parameter dar, die — wie unsere Erfahrungen zeigen — engmaschig und simultan bestimmt werden müssen. Es konnte gezeigt werden, daß der zum Nachweis einer zellulären Sensibilisierung dienende Leukozytenmigrationstest fast immer kurz vor dem Auftreten der klinischen Zeichen einer Rejektion positiv wird, d. h. die Leukozytenwanderung ist in Gegenwart spenderspezifischen Antigens gehemmt. Gleichzeitig kann in diesen Fällen eine humorale Sensibilisierung nachgewiesen werden, die durch das Auftreten von lymphozytotoxischen Antikörpern gegen die beim Empfänger nicht vorhandenen HL-A-Antigene der Spenderniere gekennzeichnet ist. Dieser Test kann ein weiterer Hinweis für eine drohende Abstoßung sein. obwohl zwischen den beiden Reaktionen nicht immer eine enge zeitliche Beziehung zum Beginn einer Krise besteht.

Wir konnten feststellen, daß fast bei allen Patienten einige Tage vor Beginn der Abstoßungskrise ein signifikanter Abfall der relativen T-Lymphozytenzahl zu verzeichnen ist.

Besondere Beachtung widmeten wir sowohl im Experiment als auch in der Klinik den Grenzen und Möglichkeiten der Isotopennephrographie und der Renovasographie in der Diagnostik der Abstoßungsreaktion. Auch diese Untersuchungen wurden in enger Zusammenarbeit mit anderen Abteilungen im Krankenhaus im Friedrichshain und in der Charité durchgeführt.

Eine relativ große Anzahl von unterschiedlichen Tests, die alle einfach durchzuführen sind, steht zur Verfügung, und trotzdem gelingt es auch heute noch nicht,

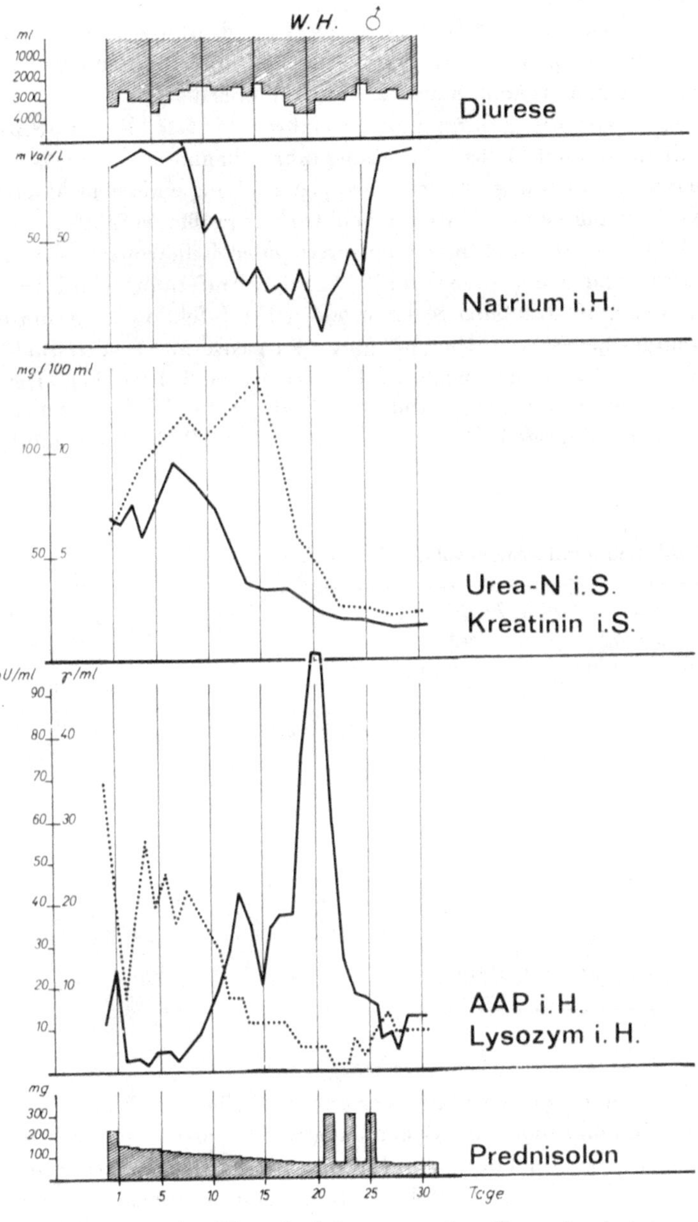

Abb. 5 Postoperative Nierenfunktionswerte eines Transplantierten

die Abstoßungsreaktion immer frühzeitig zu diagnostizieren und eine adäquate Behandlung einzuleiten.

Die Therapie ist unspezifisch und besteht in der Unterdrückung der gesamten körpereigenen Abwehr [7] im wesentlichen mit Kortikosteroiden (Prednison) und Azathioprin (Imuran), einem Abkömmling des 6-Merkaptopurins.

Diese kombinierte Behandlung birgt große Gefahren in sich, die zu schwerwiegenden Komplikationen mit tödlichem Ausgang führen kann.

Der individuellen Handhabung unserer begrenzten therapeutischen Möglichkeiten und der Vorbeugung einer Infektion schenkten wir größte Aufmerksamkeit.

In den ersten Jahren — es fehlte uns an entsprechenden Erfahrungen — waren wir äußerst zurückhaltend, wenn es um die frühzeitige Entfernung eines Transplantats bei einer schweren Abstoßungsreaktion oder einer Infektion sowie um die Reduktion der immunsuppressiven Therapie ging. Bei gastro-intestinalen Blutungen versuchten wir das Geschehen möglichst konservativ zu beherrschen. Dieses Vorgehen führte zu einer relativ hohen Todesrate (Tab. 2). Bei 77 Leichennierentransplantationen in den Jahren 1968 bis 1972 kam es bei 29 Patienten (36,1%) zum letalen Ausgang.

Tabelle 2
Todesursachen bei 289 Leichennierentransplantationen

Ursachen	1968—72* n = 77	1972—77 n = 212
Sepsis	18	13
Hirnödem	2	
Unfall	1	1
Gastro-Int. Blutung	8	4
Leberzirrhose		1
Narkoseintox.		2
Herz-Kreislauf-versagen		4
Apoplexie		1
	29 (37,6%)	26 (12,3%)

* 14.5

In den folgenden Jahren haben wir in einer ganzen Reihe von Fragen unsere Taktik geändert. Die immunsuppressive Behandlung wurde vorsichtiger und streng individuell gehandhabt, bei Infektionen und wiederholten Abstoßungskrisen die Dosis stark reduziert und die Niere frühzeitig entfernt. Blutungen aus dem Magen-Darmkanal waren Anlaß zum aktiven chirurgischen Eingreifen.

Eine bei uns im Tierexperiment erarbeitete Harnleitereinpflanzungsmethode, bei der die Harnblase nur einige Millimeter eröffnet wird, wurde in die klinische Praxis eingeführt. Dieses Verfahren ist inzwischen international anerkannt. Die Komplikationsrate konnte beachtlich gesenkt werden. In den Jahren 1972 bis 1976 verloren wir bei 212 Leichennierentransplantationen 26 Patienten (12,3%). Die Letalitätsrate verringerte sich um das Dreifache.

Gleichzeitig mit unseren experimentellen und klinischen Arbeiten unternahmen wir in enger Zusammenarbeit mit der II. Medizinischen Klinik der Charité und dem Zentralinstitut für Blutspendewesen Berlin-Lichtenberg enorme Anstrengungen, um in unserer Republik ein System der Nierentransplantation aufzubauen. Vorbilder gab es nicht. Heute verfügen wir über eine leistungsfähige Organisation (Abb. 6), die 45 Dauerdialysezentren umfaßt, in denen die Rezipienten vorbereitet werden, über 3 Transplantationszentren zur Durchführung der Transplantation und der postoperativen Nachsorge, über Typisierungslabore unter Leitung eines Referenzzentrums, über mehrere Nierenentnahmeteams in jedem Bezirk, sowie über Nachsorgeeinrichtungen für Transplantierte, über eine Koordinierungszentrale, die den Nierenaustausch und die Transplantation im In- und Ausland organisiert, und ein Gesetz über die Organtransplantation vom 6. Juni 1975 [16].

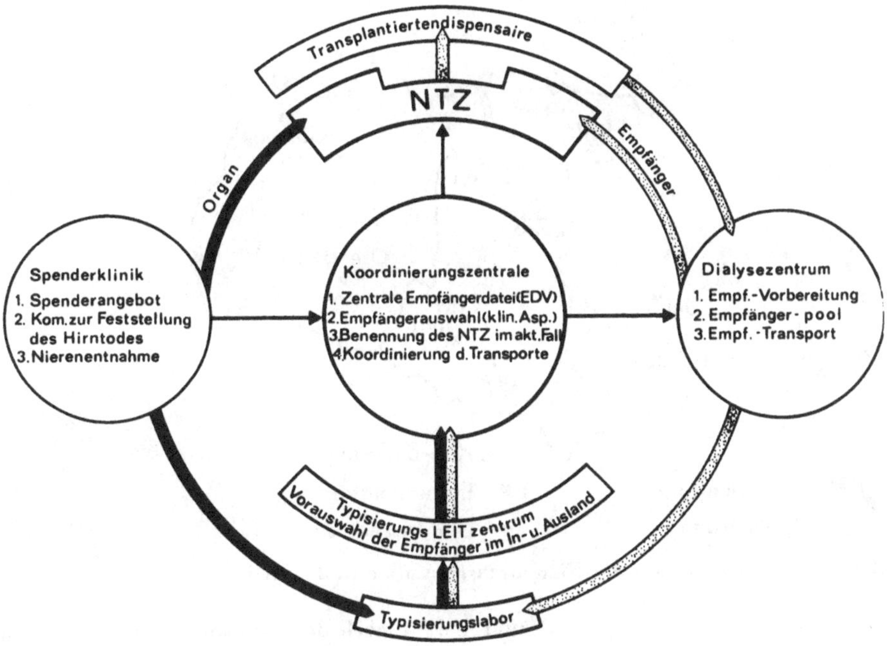

Abb. 6 Hauptsäulen des Systems der Nierentransplantation

Abbildung 7 zeigt das gesamte Organisationsnetz der Nierentransplantation in der DDR. Die Entwicklung der klinischen Nierentransplantation in unserer Republik wird in der Abbildung 8 dargestellt.

Im Nierentransplantationszentrum Berlin liegen die Erfolgsquoten mit 70% im

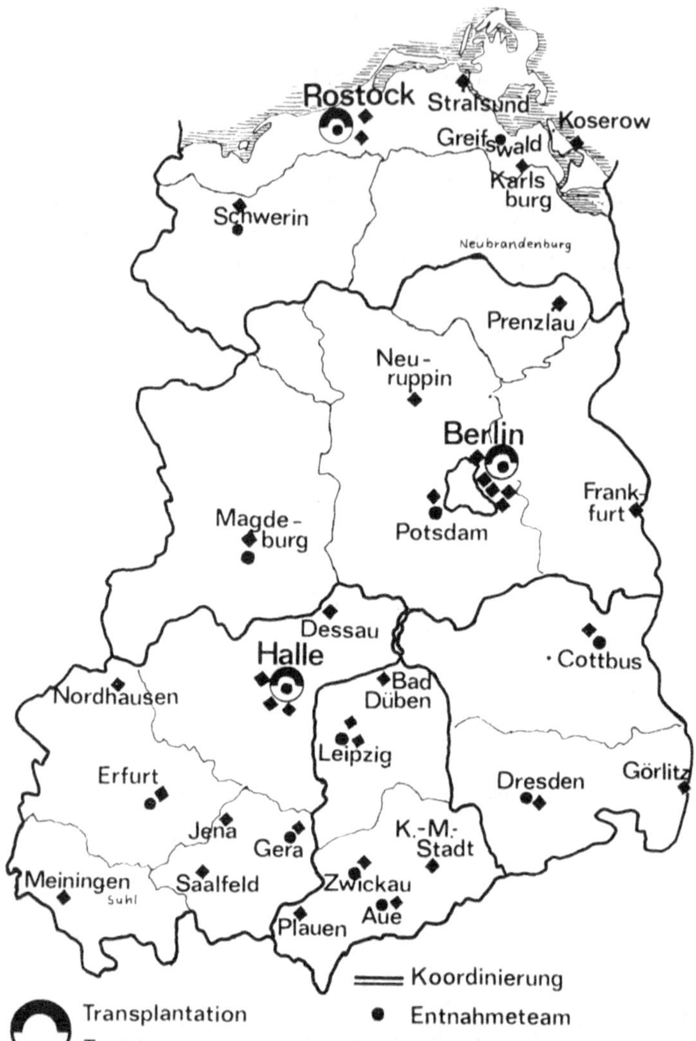

Abb. 7 Organisationsnetz der Nierentransplantation in der DDR

ersten Jahr und rund 50% im 3. und 4. Jahr nach der Transplantation über dem internationalen Durchschnitt [16].

Die nächsten 2 Abbildungen sollen unsere Ergebnisse veranschaulichen. Das erste Bild (Abb. 9) zeigt eine 34jährige Frau 4 Jahre nach Dauerdialysebehandlung und 1 Jahr nach Nierenüberpflanzung mit ihrem neugeborenen Kind; die zweite Aufnahme (Abb. 10) eine Gruppe von 25 der insgesamt 57 Nierentransplantierten im 6. bis 11. Jahr nach der Übertragung einer Leichenspenderniere.

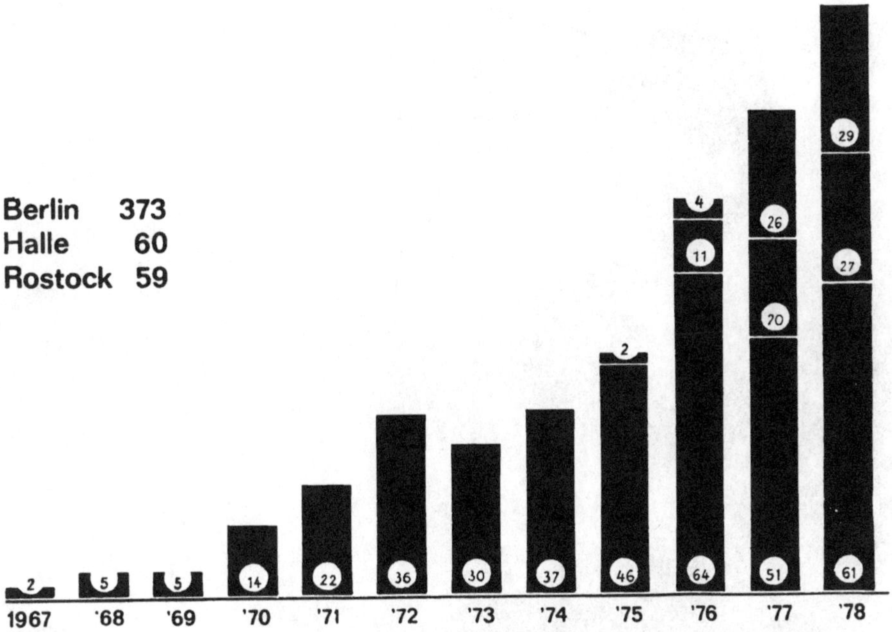

Abb. 8 Entwicklung der klinischen Nierentransplantation in der DDR (Stichtag 31. 12. 1978)

Meine ausführlichen Darlegungen zu den Problemen der Nierentransplantation finden ihre Berechtigung in der Tatsache, daß die Nierenüberpflanzung in vielen Aspekten Modellcharakter für die Transplantation anderer lebenswichtiger Organe wie beispielsweise Herz, Leber, Lunge, Bauchspeicheldrüse trägt.
Lassen Sie mich diese gemeinsamen Probleme kurz zusammenfassen.

- Das ungelöste immunbiologische Hauptproblem — die Abstoßungsreaktion bei fehlender Identität zwischen Spender und Empfänger.
- Es gibt noch keine zuverlässige, wenig zeitaufwendige Gewebstypisierungsmethode.
- Noch stehen keine adäquaten Methoden bzw. Medikamente zur Verfügung, die eine zuverlässige organspezifische Immunsuppression gewährleisten würden, ohne die gesamte Abwehrlage des Organismus zu gefährden.
- Die Infektionsverhütung bzw. -bekämpfung spielt in diesem Zusammenhang eine zentrale Rolle [31].
- Die Organkonservierung und Vitalitätserhaltung.
- Verfügbarkeit über eine ausreichende Anzahl von Leichenspenderorganen.
- Organisatorische Aufgaben im Zusammenhang mit der Organtransplantation.
- Entwicklung von extrakorporalen Geräten, die die lebenswichtigen Funktionen des irreversibel geschädigten Organs für längere Zeit übernehmen können.
- Erarbeitung eines klinisch anwendbaren Verfahrens zur Erzeugung einer

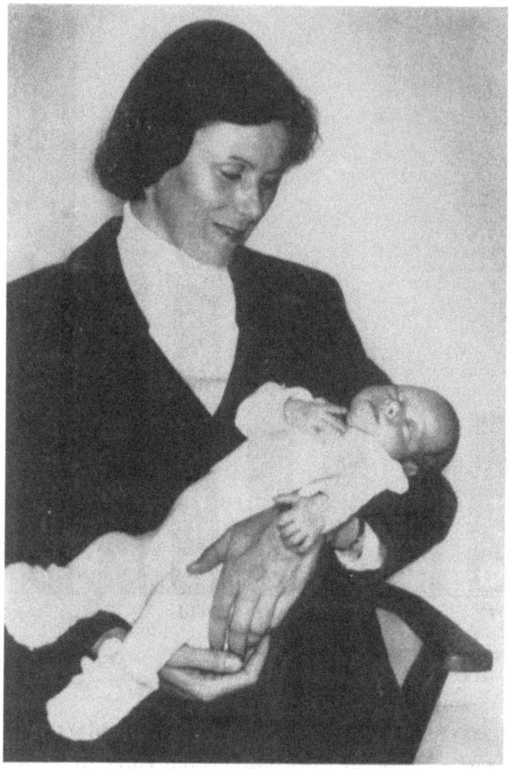

Abb. 9 Nierentransplantierte mit ihrem Neugeborenen

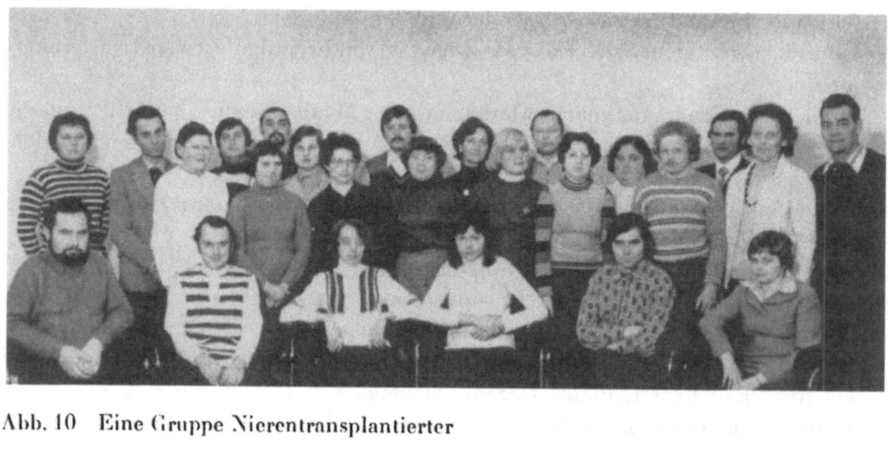

Abb. 10 Eine Gruppe Nierentransplantierter

immunologischen Toleranz, so daß in Zukunft die so gefürchtete Abstoßungsreaktion mit ihren Komplikationen entfällt [32].

Die Tabelle 3 vergegenwärtigt den derzeitigen Stand der Organtransplantation in der Welt.

Es ist unschwer zu ersehen, daß lediglich die Nierentransplantation eine klinisch relevante Behandlungsmethode darstellt. Die Überpflanzung anderer lebenswichtiger Organe befindet sich nach wie vor im Stadium des klinischen Experiments. Jedoch sind in den letzten 10 Jahren auch hier wesentliche wissenschaftliche Erkenntnisse gewonnen worden, die der Weiterentwicklung bestimmter Zweige der Grundlagenforschung wichtige Impulse gaben, insbesondere der Transplantationsbiologie, der Werkstofforschung für Zwecke der Transplantation, der Entwicklung künstlicher extra- und intrakorporaler Organe, dem besseren Verständnis sowie neuen Erkenntnissen der physiologischen und pathophysiologischen Prozesse lebenswichtiger Organe des Menschen [21].

Tabelle 3
Stand der Organtransplantation in der Welt (1. 1. 1978)

	Herz	Leber	Lunge	Pankreas	Niere
Transplantationen	406	290	38	58	45.000
Maximale Überlebenszeit mit funktionstüchtigem Trplt. (Leichenspenderorgan)	8,5 Jahre	6,2 Jahre	10 Mon	4,2 Jahre	15 Jahre

Es ist außerordentlich beeindruckend, welche vielfältigen Verflechtungen die naturwissenschaftlich-medizinsche Forschung erreicht hat, induziert durch die Organ- und Gewebstransplantation. Aber auch neue soziale, gesetzgeberische und moralisch-ethische Probleme, die den Rahmen dieses Vortrages sprengen würden, sind aufgeworfen.

Für jeden klinisch tätigen Wissenschaftler stellt sich immer wieder die außerordentlich schwierige und letztlich nur im konkreten Fall zu entscheidende Frage: Wann habe ich das Recht, den Schritt vom Tierexperiment in die Klinik zu wagen? Über dieses Problem ist viel geschrieben und gesprochen worden. Dennoch — versucht man, zum Kern des Problems vorzustoßen, so bleibt der Schritt vom Tierexperiment in die Klinik immer ein Wagnis. Dazu gehört ein wissenschaftlich fundiertes Wissen, exakte experimentelle Vorarbeiten, um den Erfolg zu ermöglichen und das Risiko in vertretbaren Grenzen zu halten, aber auch Mut.

Erinnern wir uns, welche Explosion von Emotionen die erste klinische Herztransplantation in der ganzen Welt ausgelöst hat. Diese wissenschaftliche Pioniertat, die, wie wir nunmehr wissen, durch jahrelange intensive wissenschaftliche tierexperimentelle und klinische Forschung nicht nur durch Barnard selbst, sondern einer Vielzahl von Wissenschaftlern und Klinikern in vielen Staaten der Welt vorbereitet wurde [2], drohte von den Wogen der Leidenschaft überflutet zu werden.

Der bekannte sowjetische Wissenschaftler und Herzchirurg AMOSSOW äußerte damals sinngemäß: Wenn ich bis jetzt noch keine Herztransplantation in der Klinik durchgeführt habe, dann fehlten mir entweder die notwendigen Voraussetzungen oder der Mut, den Schritt vom Experiment in die Klinik zu wagen.

Inzwischen wurden in der Welt 406 klinische Herztransplantationen durchgeführt. Allein diese Zahl zeigt, daß dieses Verfahren die Grenzen eines klinischen Experiments noch nicht überschreiten konnte, obwohl die chirurgischen Probleme gelöst sind.

8 Jahre lang wurde die chirurgische Technik der Herztransplantation im Tierexperiment ausgearbeitet. Die operativen Komplikationen bei diesem Eingriff sind heute vergleichbar mit denen der offenen Herzchirurgie. Es sind die bereits aufgezählten der Organtransplantation immanenten Probleme, die die klinische Anwendung der Herzüberpflanzung hemmen, wobei zwei Momente besonders erschwerend wirken.

Nimmt das transplantierte Herz nicht innerhalb der ersten Stunde seine Funktion auf bzw. kann im weiteren Verlauf die Abwehrreaktion, die meistens einige Tage nach der Überpflanzung auftritt, nicht beherrscht werden, so bedeutet das den Tod des Patienten.

Noch fehlt ein mechanisches Herz, das bei unzureichender Herzfunktion unterstützend wirksam werden könnte. Diesem fatalen Umstand versucht man in jüngster Zeit durch die heterotope Herztransplantation entgegenzutreten, so daß das körpereigene Herz im Organismus verbleibt und unter Umständen unterstützend wirken kann.

Geräte wie das intraarterielle Bypass-System (Abb. 11) zur Überwindung des akuten Herzschocks oder die Herz-Lungen-Maschine, ohne die Oprationen am offenen Herzen, auch die Transplantation, unmöglich wären, sind als unterstützendes System für eine längere Zeit ungeeignet.

Des weiteren verfügen wir noch nicht über Methoden zur Herzkonservierung. In der Klinik müssen deshalb zwei Operationen parallel laufen: die Vorbereitung des Empfängers und die Herzentnahme beim frischverstorbenen Spender, dessen Bereitstellung besonders schwierig ist.

Es könnte der Eindruck entstehen, daß erfolgreiche klinische Herzoperationen kaum möglich sind. SHUMWAY und seine Gruppe aus dem Medizinischen Universitätszentrum Stanford verfügen allein über annähernd 150 Herztransplantationen, wobei die durchschnittliche 1-Jahresüberlebensquote bei 52% liegt. 1968 betrug sie 22%, 1976 88% [10]. Die längste Patientenüberlebenszeit bei SHUMWAY: 8,5 Jahre.

Glaubte man 1968 in der Herztransplantation eine Panazee gegen alle Herzkrankheiten gefunden zu haben, so lehrten die Erfahrungen, daß im wesentlichen die primären und sekundären Erkrankungen der Herzkranzgefäße sowie die Herzmuskelerkrankungen, die progredient verlaufen, Indikationen zur Herztransplantation darstellen.

Mäßige ausgeprägte Lungen-, Leber- und Nierenfunktionsschwäche können durch die Herztransplantation günstig beeinflußt werden. Liegt jedoch ein schwerer Lungenschaden mit hohem Gefäßwiderstand vor, so würde das eine nicht zu tolerierende Bürde für die rechte Herzkammer bedeuten. Eine Herztransplantation ist absolut kontraindiziert, ebenso wie bei einer Infektion oder einem positiven cross match. Letzterer bedeutet, daß im Empfängerorganismus präformierte zytotoxische Antikörper vorhanden sind, die gegen die Lymphozyten des Spenders reagieren. Würde man dennoch eine Überpflanzung vornehmen, so muß mit einer hyperakuten Abstoßungsreaktion gerechnet werden, die meistens nicht beherrscht werden kann.

Aber auch in der Norm kann nur eine ausgewogene, immer konkreten Umständen angepaßte immunsuppressive Therapie, die der Regel folgt: so viel wie nötig, so wenig wie möglich, in den meisten Fällen die Abstoßung verhindern und Nebenwirkungen, insbesondere die der Infektion, in erträglichen Grenzen halten.

Ein limitierender Faktor sind die verfügbaren Herzspender. Laut Kolff gibt es in den USA jährlich 600 000 Koronarerkrankungen, von denen etwa 200 000 zu ihrer Heilung eine Herztransplantation benötigen würden. Demgegenüber steht die Zahl von rund 45 000 Verkehrstoten — nur ein Bruchteil davon eignet sich zur Herzspende.

Wo liegt der Ausweg? Offensichtlich im künstlichen Herzen, das in den menschlichen Körper implantiert werden kann [13]. Ohne auf Details eingehen zu können, möchte ich anhand dieses Beispiels die Fortschritte, aber auch einige grundlegende Probleme des künstlichen Organersatzes darstellen, die mit meinem Thema in engen Wechselbeziehungen stehen.

Heute geht es in den wissenschaftlichen Diskussionen nicht mehr darum, ob der Herztransplantation das Primat vor dem künstlichen Herzen eingeräumt werden muß oder umgekehrt. Beide Verfahren haben ihre Indikationen und Kontraindikationen; beide Verfahren können und müssen sich ergänzen. Offensichtlich gilt das für die Relation zwischen Organtransplantation und künstlichem Organersatz generell. Hierbei kann nicht übersehen werden, daß beide Verfahren auf unterschiedlichen Prinzipien basieren. Die fundamentale Dichotonie zwischen biologischen und nichtbiologischen Systemen bleibt bestehen:

Während das biologische ein sich selbst erneuerndes System darstellt, ist das nichtbiologische im Grunde genommen ein sich selbst zerstörendes (Shumway) [10].

Die immer noch unbefriedigende Lösung des artefiziellen Herzklappenersatzes und das zunehmende Interesse an allogenen Herzklappen von der Leiche unterstreicht, wie außerordentlich kompliziert es ist, körpereigenes Gewebe durch künstliches zu ersetzen.

Es wird bei dem heutigen Erkenntnisstand kaum möglich sein, in absehbarer Zeit — sogar bei sehr strengen Indikationen — dem Bedürfnis der Klinik an lebenswichtigen Organen nachzukommen. Aber hinter dieser Anforderung verbergen sich lebensrettende bzw. -verlängernde Eingriffe bei Patienten, bei denen bereits alle anderen Therapieformen versagt haben.

Man könnte annehmen, daß der künstliche Herzersatz ein relativ leicht zu be-

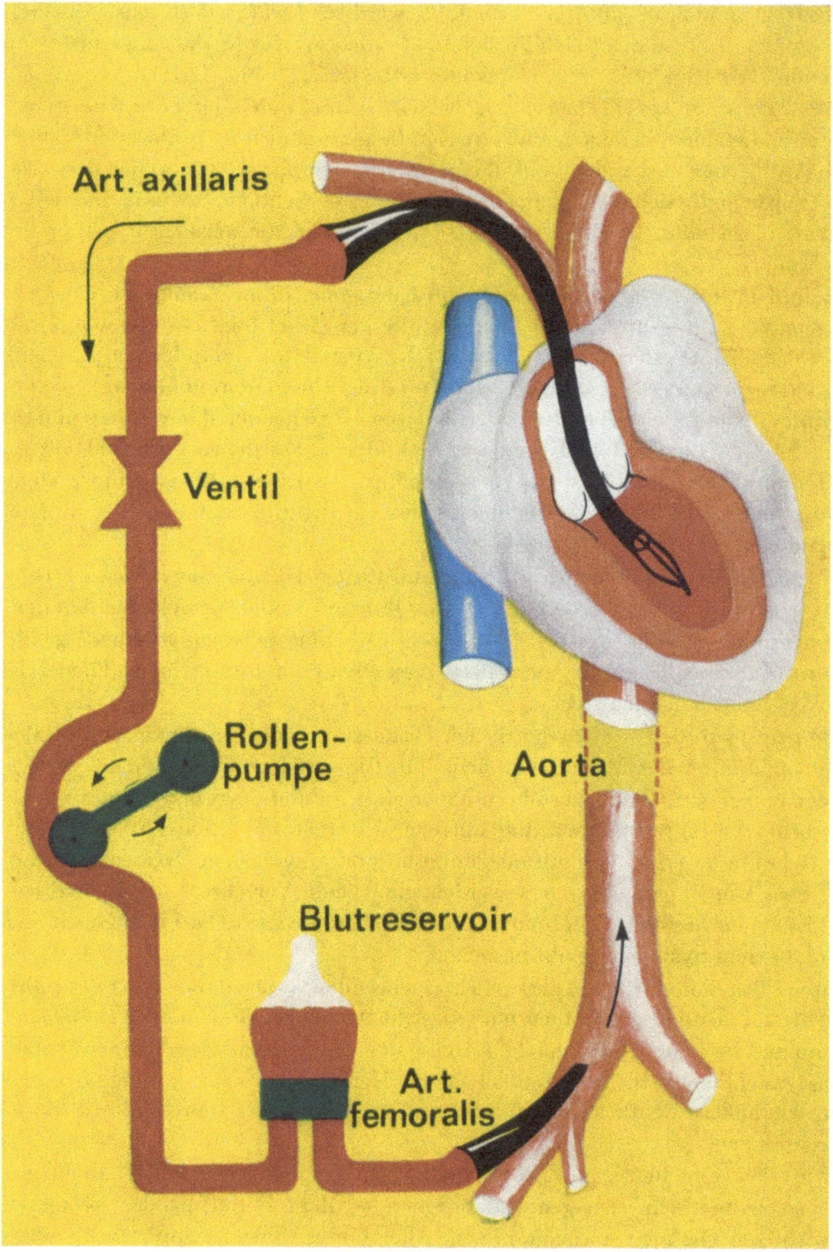

Abb. 11 Intraarterielles Bypass-System

wältigendes Aufgabengebiet darstellt, gilt es doch im Grunde genommen nur, ein kompliziert gesteuertes Pumpensystem zu simulieren, wobei die Erforschung physiologischer und pathophysiologischer Grundlagen der Herztätigkeit weit fortgeschritten ist. Teilaufgaben sind klar definiert und bewältigt.

Das chirurgische Problem der Implantation eines künstlichen Herzenz ist bis ins Detail ausgearbeitet. Vorwiegend technische Probleme harren ihrer Lösung. Es muß ein Werkstoff gefunden werden, der über enorme Festigkeit verfügt und gewebsfreundlich ist; er darf weder Thrombenbildung verursachen noch dürfen die Blutelemente traumatisiert werden [12]. Eine implantierbare Energiequelle muß entwickelt und die Herztätigkeit entsprechend den biologischen Anforderungen gesteuert werden.

Unter Leitung von Prof. Schumakow konnte mit Hilfe der EDV das mathematische Modell des Herzkreislaufsystems geschaffen und ein Algorithmus für die komputerisierte Steuerung der Herztätigkeit gefunden werden [26].

Prof. Kolff und Mitarbeiter stellten aus Abkömmlingen des Polyurethans ein Herz her, das den gestellten Anforderungen entsprach. Es wurde einem Kalb eingepflanzt und dieses lebte mit dem künstlichen Herzen 250 Tage, wobei es gut gedieh und kontinuierlich an Gewicht zunahm.

Ungelöst bleibt dagegen immer noch die Frage einer implantierbaren Energiequelle. In allen Tierversuchen erfolgt die Energieversorgung nach wie vor pneumatisch durch einen extrakorporalen Kompressor. Es wurde bereits ein kleiner Atommotor entwickelt, jedoch bereitet die Umsetzung thermonuklearer Wärmeenergie in Elektroenergie und die Steuerung dieses Prozesses in einem Minigerät noch große Schwierigkeiten. Die Zukunft gehört auf diesem Gebiet wahrscheinlich dem nuklear angetriebenen Herzen, aber auch an der Erschließung biologischer Energiequellen im Organismus selbst wird gearbeitet.

Weitere Probleme tauchen auf, wenn ein küstliches Herz in einen sich im Wachstum befindlichen Organismus implantiert wird. Wie kann die Herzgröße dem Wachstum angepaßt werden?

Ein großes Forschungsfeld liegt vor uns, das nur komplex bearbeitet werden kann.

Die jahrelangen positiven Erfahrungen mit der extrakorporalen sog. künstlichen Niere und ihre ständige Weiterentwicklung haben gezeigt, daß unter Beibehaltung der physikalischen Grundlagen, auf denen das Gerät basiert, der Diffusion und Osmose, zwar eine Verkleinerung des Gerätes bei gleichzeitiger Vergrößerung der Dialysefläche möglich ist (Abb. 12), jedoch für die implantierbare künstliche Niere ein prinzipiell anderer Lösungsweg gefunden werden muß. Mit der künstlichen Zelle [5], die bereits experimentell erprobt wird, versucht man den bis jetzt traditionellen Weg zu verlassen (Abb. 13).

Beim Leberersatz stehen wir vor bedeutend komplizierteren Problemen als bei der Niere. Das gilt sowohl für die Lebertransplantation als auch den künstlichen Leberersatz. Bisher sind in der Welt etwa 290 klinische Lebertransplantationen

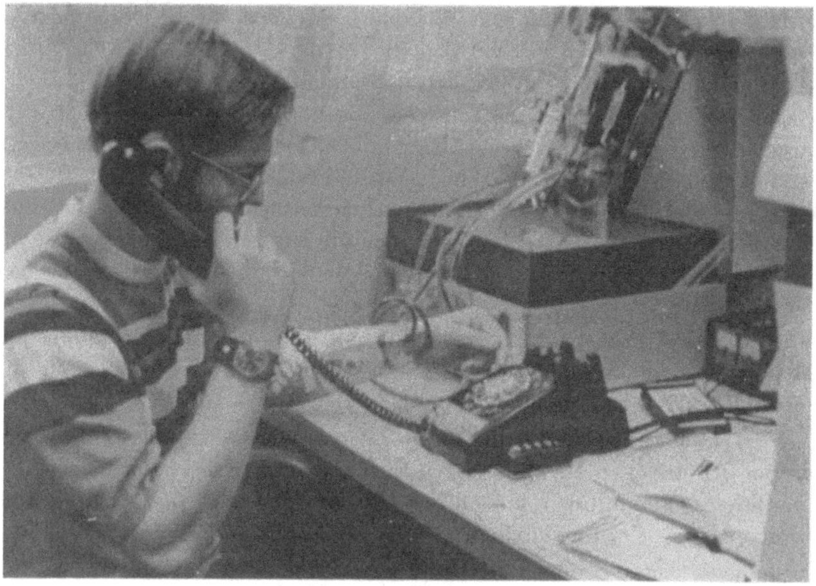

Abb. 12 Moderne tragbare ‚künstliche Niere'

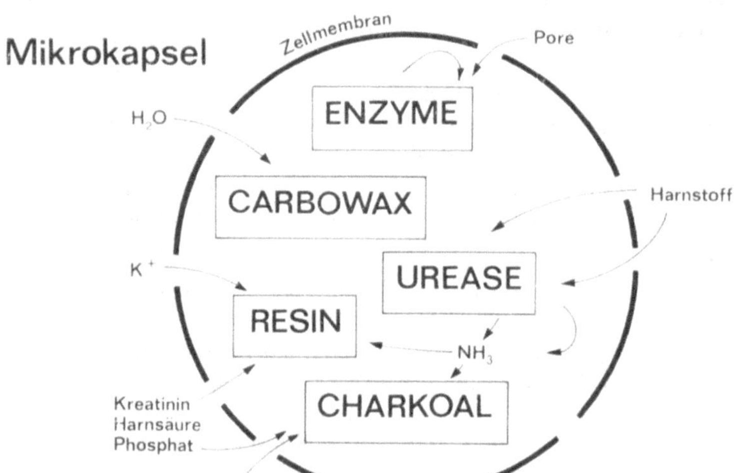

Abb. 13 Die künstliche Zelle

durchgeführt worden, nachdem Starzl 1963 erstmals diese Operation in der Klinik durchgeführt hat.

Relativ kompliziert sind einige chirurgisch-technische Probleme, die in der Rekonstruktion der Gallenabflußwege bestehen [20]. Interessanterweise ist die Immunogenität des Lebertransplantats weniger stark ausgeprägt als bei anderen Organen. Schwieriger ist die Leberkonservierung und die Bereitstellung gesunder Spenderorgane, jedoch sollte man diese Frage nicht überbewerten.

Die Indikationen zur Lebertransplantation sind heute schon eng umrissen: angeborene, operativ nicht korrigierbare Gallengangmißbildungen, pimär bösartige Lebertumoren und die progrediente Leberzirrhose [24].

Wichtig erscheint der Leberersatz beim akuten Leberversagen. Die Leberzelle verfügt über eine ausgeprägte Potenz der Selbstregenerierung. Es müssen Bedingungen geschaffen werden, die der Zelle diese Zeitspanne zur Verfügung stellt.

Die Leber ist das größte und komplizierteste Laboratorium im menschlichen Organismus.

In den sechziger Jahren wurde einmal berechnet, daß eine Anlage, die die bekannten Funktionen der Leber kopiert, eine Fläche von 15 Quadratkilometern einnehmen müßte [2]. Sicherlich könnte diese Fläche im Zeitalter der Mikroelektronik bedeutend verringert werden. Gegenwärtig gelingt es lediglich, gewisse Detoxikationsfunktionen der Leber mittels der extrakorporalen Hämodialyse über eine speziell präparierte Patrone zu realisieren.

Ich möchte annehmen, daß die Zukunft im Leberersatz — in diesem Organ widerspiegelt jede Zelle gewissermaßen die Funktion der ganzen Leber — der Transplantation von Leberzellverbänden gehört, die möglicherweise in Zellkulturen gezüchtet werden können, wie das im Experiment bereits gelingt.

Es darf nicht außer acht gelassen werden, daß Zellen und Zellverbände über eine höhere Immunogenität verfügen als das ganze Organ. So rückt auch hier das Grundproblem der immunbiologischen Toleranz wieder in den Mittelpunkt.

Ein weiterer wichtiger Aspekt:
Die künstlichen Organe tragen den vielfältigen biologischen Wechselbeziehungen der Organe und Organsysteme untereinander und dem Körper als Ganzes keine Rechnung.

Ich darf das am Beispiel des künstlichen Pankreas veranschaulichen.

Durch die Insulintherapie in ihrer jetzigen Form kann das Auftreten von Nephro-, Angio- und Retinopathien nicht verhindert werden, insbesondere beim juvenilen Diabetes [8]. Es geht heute nicht mehr darum, bestimmte Insulinmengen dem Organismus zuzuführen, sondern um die Zuführung dieses wichtigen Hormons entsprechend den jeweiligen biologischen Anforderungen im Körper. Dem liegt ein komplizierter Rückkoppelungsprozeß zwischen den Inselzellen des Pankreas und dem Kohlenhydratstoffwechsel zugrunde.

Noch ist dieser Algorithmus nicht gefunden und kann deshalb nicht in den Mikrokomputer eingegeben werden. Auch gibt es noch keinen für die klinische Praxis akzeptablen Glukosesensor. Das ist jedoch eine Teilfrage, die in absehbarer Zukunft gelöst werden kann.

Die seit 1966 (die erste Pankreastransplantation wurde durch Kelly und Mitarbeiter vorgenommen) durchgeführten 57 allogenen Pankreastransplantationen bei 55 Patienten mit der längsten Überlebenszeit von 4,2 Jahren haben gezeigt, daß es bei diesem lebenswichtigen Organ primär auf die insulinproduzierenden Inselzellen ankommt. Deshalb gehen die wissenschaftlichen Bemühungen gegenwärtig in Richtung Inselzellpräparation aus dem Pankreas und ihrer allogenen Verpflanzung in den Empfängerorganismus [27].

Es ist erwiesen, daß beide Transplantatformen die Progredienz der diabetischen Mikroangiopathie im Auge, dem Herzen, der Niere und in anderen Organsystemen verhindern und rückläufig gestalten können [28].

Die klinische Pankreastransplantation ist operativ-technisch schwierig und mit einer hohen Komplikationsrate behaftet [8].

In den letzten Jahren ist die Überpflanzung von Inselzellen in das Blickfeld der Wissenschaftler gerückt. Im Tierexperiment scheint ein gangbares Verfahren gefunden zu sein. Bei Schweinen, Hunden und Rhesusaffen wurden isolierte Inseln aus einem artgleichen Spenderpankreas präpariert und beim Empfänger über die Pfortader in die Leber eingeschwemmt.

Bestand eine gute Gewebskompatibilität, so konnte eine signifikante Blutzuckersenkung bei Tieren mit induziertem Diabetes mellitus über 10 Wochen und länger erreicht werden, während bei unzureichender Gewebsübereinstimmung der blutzuckersenkende Effekt nur 14 Tage anhielt.

Beim Erwachsenen genügen 10—15% seiner Inselzellen, wie die Autotransplantationen gezeigt haben, um eine ausreichende Insulinproduktion zu gewährleisten. Folglich könnte eine Spenderpankreas durch entsprechende Gewebsaufbereitung für etwa 7 Empfänger ausreichend sein [27]. Gelänge es, die Inselzellen für eine gewisse Zeit zu konservieren, so würde die Lösung des Problems ein großes Stück näherrücken, auch im Hinblick auf eine Typisierung zwischen Spender und Empfänger.

Das ist außerordentlich wichtig, denn die Immunogenität der Inselzellen ist bedeutend stärker als die des ganzen Organs.

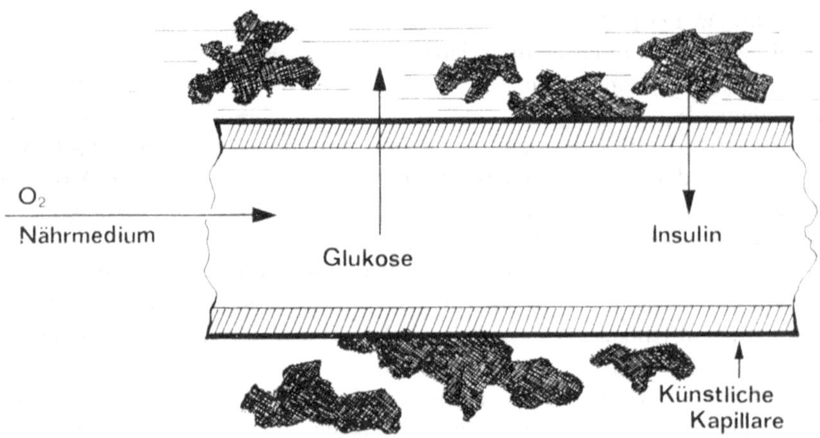

Abb. 14 Beta-Zellkultur an der Kapillare

Die klinische Applikation allogener Inselzellen als Suspension in die Pfortader bei 8 Patienten und in das Bauchfell bei weiteren 3 Patienten (Najarian und Mitarbeiter) führte in allen Fällen zu einer weitgehenden Reduktion des Insulinverbrauchs, leider nur auf begrenzte Zeit [27].

Es scheint, daß der Erfolg dieses Verfahrens von der Applikation einer kritischen Masse weitgehend kompatibler Inselzellen abhängt.

Im Grunde genommen liegt dem mechanisch-biologischen Verfahren des künstlichen Inselzellersatzes das gleiche Prinzip zugrunde (Abb. 14).

Eine leere Mikrokapillare wird von außen mit Zellulose beschickt, die als Gerüst für die Inselzellen dient [11]. Im Experiment funktioniert dieses System bereits. Es wäre durchaus denkbar, einen derartig präparierten Mikrokapillarenverband in eine im Darmgekröse verlaufende Arterie einzubringen, um eine sich selbst regulierende Insulinproduktion zu erreichen.

Die Lungentransplantation bietet zur Zeit noch die größten Probleme unter den lebenswichtigen Organen.

Allein der Umstand, daß seit 1963, als James Hardy die erste klinische Lungentransplantation durchführte, bis in die jüngste Zeit lediglich 37 weitere Überpflanzungen folgten, wobei die längste Überlebenszeit 10 Monate betrug, unterstreicht die Schwierigkeiten [29].

Dennoch haben die so teuer erkauften klinischen Erfahrungen dazu beigetragen, wichtige Tatsachen aufzudecken, die für die Mißerfolge verantwortlich sind und die im Tierexperiment nicht in dem Maße in Erscheinung treten [23].

Die menschliche Lunge ist gegenüber der mangelnden Blutversorgung außergewöhnlich empfindlich und reagiert mit irreversibler Ansammlung seröser Flüssigkeit.

Das Problem der Lungenkonservierung auch nur für einige Stunden ist nicht gelöst und die Bereitstellung von gesunden Spenderlungen schwierig.

Eine der häufigsten Komplikationen, die letzendlich zum Lungenversagen und zum Tode führt, ist die Insuffizienz der Bronchusanastomosen. Hierbei handelt es sich nicht um eine Frage der chirurgischen Technik und nicht nur um die Folgen ischämischer Gewebeschäden am Bronchusstumpf der Spenderlunge, sondern um ein komplexeres pathogenetisches Geschehen [30], dieses umfaßt die Abstoßungsreaktion, die Behandlung mit hohen Dosen von Kortikosteroiden, die unterschiedlichen Durchmesser zwischen Donor- und Rezipientenbronchus.

Schließlich konnte festgestellt ewrden, daß die alveoläre Form der Abstoßungsreaktionen sehr wesentlich ist. Glücklicherweise steht uns bereits ein extrakorporaler Oxygenator zur Verfügung [14], der die Lungenfunktion 2 Wochen und länger ersetzen kann. Das Gerät ist lebensrettend bei akuter respiratorischer Insuffizienz.

Ich habe versucht, in meinem Beitrag einen Einblick in das Problem der Transplantation lebenswichtiger Organe und den weitgespannten Verflechtungsbeziehungen zu den unterschiedlichsten Forschungszweigen und Fachdisziplinen zu geben, wobei die klinisch relevante Nierentransplantation mit ihrem Modellcharakter eine zentrale Rolle spielt.

In absehbarer Zeit wird man die technischen Fragen der Entwicklung extrakorporaler Geräte als unterstützende Maßnahme zur Aufrechterhaltung lebenswichtiger Funktionen für eine gewisse Dauer lösen.

Für die Organtransplantation bleiben jedoch weitere äußerst wichtige Probleme bestehen:
die Beherrschung bzw. Verhinderung der Abwehrreaktion (erste gangbare Verfahren für die Induktion von Immuntoleranz in der Klinik bahnen sich an), die Organkonservierung über einen längeren Zeitraum („Organbank"), die Bereitstellung einer ausreichenden Anzahl von Spenderorganen.

Die Xenotransplantation könnte einen Ausweg bieten, jedoch ist auf diesem Gebiet in nächster Zeit noch nicht mit einer Lösung zu rechnen. Die genetisch determinierte Gewebsinkompatibilität zwischen artfremden Säugetieren ist außerordentlich groß [20].

Es werden einige Jahre vergehen und die Transplantation von lebenswichtigen Organen wird durch weniger ungelöste Probleme belastet sein, und trotzdem kann dieses Verfahren nur bei streng umrissenen Indikationen in die klinische Praxis Eingang finden.

Die Organüberpflanzung erschließt uns zweifelsohne neue therapeutische Möglichkeiten, jedoch haben auch sie, wie alle bekannten Behandlungsmethoden, ihre Grenzen — das lehren die klinischen Erfahrungen.

So wichtig und bedeutungsvoll der chirurgische Eingriff für das Schicksal des Einzelnen auch immer sein mag, er wird dennoch auch in der Zukunft in der Bekämpfung der Erkrankungen eine untergeordnete Rolle spielen.

Das gilt gleichermaßen für die Transplantation lebenswichtiger Organe.

Die Prophylaxe der Erkankungen in ihrer ganzen Vielfältigkeit ist und bleibt das Ziel der sozialistischen Gesellschaft.

Literatur

[1] Asherson, G. L. und Zembala, M.: Brit. med. Bull. 32 (1976) S. 158.

[2] Barnard, C. und Pepper, C. B.: Verlag Ullstein GmbH, Frankfurt/M.—Berlin—Wien, 1970.

[3] Belzer, F. O.: Transplantat. Proc. 9 (1977) S. 1543.

[4] Belzer, F. O., Hoffman, R. M. und Southard, J. H.: Surg. Clin. North Amer. 58 (1978) S. 261.

[5] Bessman, S. P., Layne, E. C., Takada, G. und Thomas, L. J. (Jr.): Artif. Organs 1 (1977) S. 25.

[6] Bilenko, M. V.: Verlag ‚Medicina', Moskau, 1978, S. 384.

[7] Butt, K. M. H., Zielinski, C. M., Parsa, J., Elberg, A. J., Wechter, W. und Kountz, S. L.: Kidney internat. 13 (1978) S. 95.

[8] Connolly, J. E.: Surg. Clin. North Amer. 58 (1978) S. 383.

[9] Cebotarev, D. F., Brüschke, G., Schmidt, U. J. und Schulz, F. H.: VEB Gustav Fischer Verlag Jena, 1978.

[10] Dong, E. (Jr.) und Shumway, N. E.: World J. Surg. 1 (1977) S. 157.

[11] Galletti, P. M. und Chick, W. L.: Artif. Organs 1 (1977) S. 26.

[12] Jarvik, R. K., Lawson, J. H., Olsen, D. B., Fukumasu, H. und Kolff, W. J.: The internat. J. Artif. Organs 1 (1978) S. 21.

[13] Kolff, W. J.: Artif. Organs 1 (1977) S. 8.

[14] Kolobou, T.: The internat. J. Artif. Organs 1 (1978) S. 15.

[15] Mebel, M.: Wissenschaftl. Ztschr. der Humboldt-Univ. zu Berlin, Math.-Iat. R. XXVI (1977) S. 1.

[16] Mebel, M., Solga, U. und May, G.: In: Bier/Braun/Kümmel: Chirurgische Operationslehre, J. A. Barth, Leipzig, 1977.

[17] Mebel, M., May, G., Solga, U., Dutz, W. und Janisch, W.: VEB Verlag Volk und Gesundheit Berlin, 1977.

[18] Merrill, J. P., Murray, J. E. und Harrison, J. H.: New Engl. J. Med. 262 (1960) S. 1251.

[19] Morris, J. P.: Surg. Clin. North Amer. 58 (1978) S. 233.

[20] Najarian, J. S. und Simmons, R. L.: Urban Schwarzenberg München—Berlin—Wien, 1972.

[21] Nose, Y.: Artif. Organs 2 (1978) S. 1.

[22] Pasternak, G.: Sitzungsberichte der AdW der DDR, Heft 6 N, 1979.

[23] Petrowskij, B. V., Perelman, M. I. und Rabinovic, J. J.: Verlag ‚Nauka', Moskau, 1975.

[24] PUTNAM, C. W., HALGRIMSON, C. G., KOEP, L. und STARZL, T. E.: World J. Surg. 1 (1977) S. 165.

[25] RAPAPORT, F. T.: Surg. Clin. North Amer. 58 (1978) S. 221.

[26] SHUMAKOV, V. I.: Artif. Organs 1 (1977) S. 29.

[27] SUTHERLAND, D. E. R., MATAS, A. J. und NAJARIAN, J. S.: Surg. Clin. North Amer. 58 (1978) S. 365.

[28] SUTHERLAND, D. E. R., MATAS, A. J. und NAJARIAN, J. S.: World J. Surg. 1 (1977) S. 185.

[29] VEITH, F. J.: Surg. Clin. North Amer. 58 (1978) S. 357.

[30] VEITH, F. J. und KOERNER, S. K.: World J. Surg. 1 (1977) S. 177.

[31] WEIL, R., SCHRÖTER, G. P. J., WEST, J. C. und STARZL, T. E.: World J. Surg. 1 (1977) S. 145.

[32] WILLIAMS, G. M.: Surg. Clin. North Amer. 58 (1978) S. 273.

FSC
www.fsc.org
MIX
Papier | Fördert
gute Waldnutzung
FSC® C083411

Zeitfracht Medien GmbH
Ferdinand-Jühlke-Straße 7
99095 Erfurt, Deutschland
produktsicherheit@kolibri360.de